非胰岛素治疗 2 型糖尿病患者结构化治疗与教育课程

（患者用书）

主　编　纪立农　李明子

编　委（按姓名汉语拼音排序）

纪立农　　　江　华　　　李明子

刘叶灵　　　牛巧红　　　沈晶晶

张瑞玲　　　M. Grüßer　　　V. Jörgens

北京大学医学出版社

FEIYIDAOSU ZHILIAO 2XING TANGNIAOBING
HUANZHE JIEGOUHUA ZHILIAO YU JIAOYU
KECHENG (HUANZHE YONGSHU)

图书在版编目（CIP）数据

非胰岛素治疗2型糖尿病患者结构化治疗与教育课
程：患者用书 / 纪立农，李明子主编.—北京：北京大学
医学出版社，2016.5

ISBN 978-7-5659-1358-7

Ⅰ.①非 … Ⅱ.①纪 … ②李 … Ⅲ.①糖尿病—治疗
Ⅳ.①R587.105

中国版本图书馆CIP数据核字(2016)第056928号

非胰岛素治疗 2 型糖尿病患者结构化治疗与教育课程（患者用书）

主　　编：纪立农　李明子
出版发行：北京大学医学出版社
地　　址：（100191）北京市海淀区学院路 38 号　北京大学医学部院内
电　　话：发行部 010-82802230；图书邮购 010-82802495
网　　址：http：//www.pumpress.com.cn
E — mail：booksale@bjmu.edu.cn
印　　刷：中煤（北京）印务有限公司
经　　销：新华书店
责任编辑：宋小妹　　责任校对：金彤文　　责任印制：李　啸
开　　本：710 mm × 1000 mm　1/16　印张：8.75　字数：64 千字
版　　次：2016 年 5 月第 1 版　2016 年 5 月第 1 次印刷
书　　号：ISBN 978-7-5659-1358-7
定　　价：50.00 元

前　言

　　欢迎您参加糖尿病患者结构化治疗与教育课程。本课程的对象是非胰岛素治疗的 2 型糖尿病患者。

　　糖尿病是一个非常古老的疾病，虽然至今科学家对它的发病原因和发病机制了解得仍不是很透彻，但可以肯定的是，糖尿病是一种与生活方式密切相关的疾病，需要长期、规范的治疗。令人鼓舞的是，随着科技的进步、各种治疗手段的问世，糖尿病可以得到有效的治疗，糖尿病患者可以像普通人一样，健康、幸福地生活。

　　本课程共包括 4 次课，4 次课的内容之间是相互联系的，主要内容包括糖尿病的基础知识、尿糖和血糖监测、以减重为主要目标的饮食治疗、运动治疗、低血糖的处理、足部护理、并发症筛查及药物治疗等。本书的内容涵盖了课程中医师和护师讲解的所有内容，并有一定的扩展。您将本书带回家中，随时翻阅，它就是您身边的老师。相信它可以回答糖尿病患者自我管理中遇到的一些常见问题。

　　本书就是为了增进糖尿病患者的健康而写的。祝您健康！

纪立农　李明子
2016 年 2 月

目　录

一、糖尿病基础知识

"糖尿病"一词，源于希腊语，原意是指含糖的尿液排出增加。我国汉代张仲景称之为"消渴病"。

每个人的血液中都有糖，但是糖尿病患者的血糖水平显著高于正常人，存在糖代谢紊乱。如果不进行治疗，其血糖就不能维持在正常范围内。长期高血糖可导致各种不适症状，比如多尿、烦渴、乏力、疲劳、伤口愈合不良和感染等。当血糖和糖代谢正常时，就不会有这些症状。高血糖状态的持续时间越长，其并发症出现的时间就越早。因此，积极治疗糖尿病，控制好血糖可以预防并发症的发生。

为了保证糖尿病的长期治疗效果，糖尿病患者自身应当承担相应的治疗责任。比如，可以通过自我监测来监控病情变化；可以定期测量血糖，以便在血糖升高时及时就医，从而预防一些并发症。因此，糖尿病患者的参与非常重要。

1. 血糖升高引起的不适

血糖升高时可能出现下列不适（图1）：

（1）多尿

这是很麻烦的，尤其是夜尿增多时。

（2）口渴

这是由于大量的水分从尿中丢失而引起的。

（3）乏力

活动将因此受到限制。

（4）伤口愈合不良和感染

糖尿病患者的伤口比正常人愈合得慢，可能发生感染。

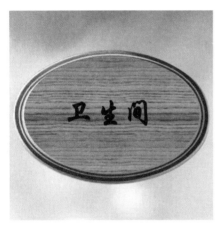

多尿

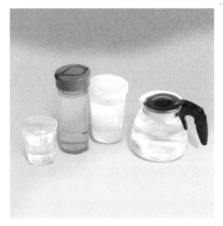

口渴

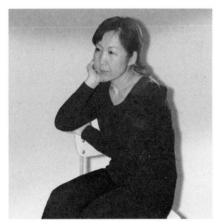

乏力

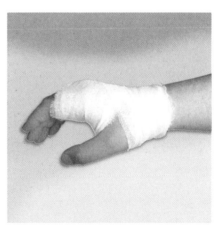

伤口愈合不良和感染

图1　血糖升高引起的不适

2. 糖尿病的危害

糖尿病患者不积极治疗是非常危险的。长期高血糖对身体有很多危害，例如损伤血管和神经等，可以导致眼睛、肾和足部等部位的严重损害（图 2）。我们称这些损害为糖尿病的慢性并发症。良好的血糖控制可以有效预防这些损害。

糖尿病患者多伴有血压升高，积极治疗高血压可以预防并发症的发生。1998 年英国的一项大型前瞻性糖尿病患者随访研究（UKPDS）显示，糖尿病患者与正常人群相比，心肌梗死和脑卒中（中风）的发病率更高。

血糖升高到一定程度可以使患者意识丧失，出现糖尿病昏迷。当伴有其他疾病时（如肺部感染），糖尿病昏迷更容易出现。通过积极的糖尿病治疗和自我管理，可以避免这些危险。

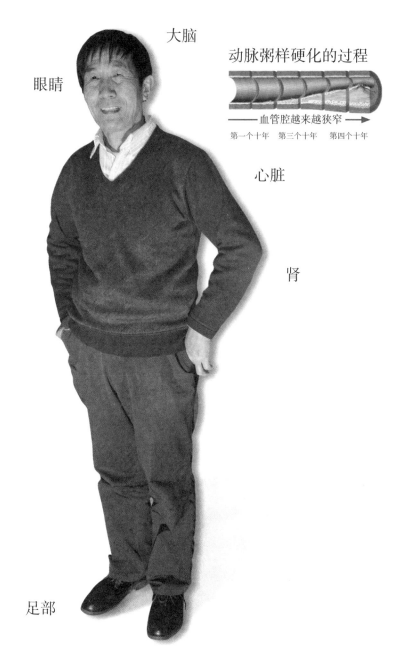

图 2　糖尿病的危害

3. 血糖浓度正常范围

每个人的血液里都有糖。血糖浓度的计量单位是：mmol/L（毫摩尔每升）或 mg/dl（毫克每分升）。（注：1 mmol/L= 18 mg/dl）

正常人的空腹血糖浓度为 3.3~6.1mmol/L（60~110mg/dl），餐后 2 小时血糖浓度小于 7.8mmol/L（140mg/dl）。餐后 2 小时时间是从吃第一口饭开始计算的。当空腹血糖超过 7mmol/L（126mg/dl）时，提示可能患有糖尿病了（图 3）。

血糖浓度低于正常范围称为低血糖。血糖下降到很低时，可以导致后果很严重的低血糖昏迷。血糖浓度高于正常范围为高血糖，也就是糖尿病。血糖升高到很高时，也可能导致意识丧失（糖尿病昏迷）。

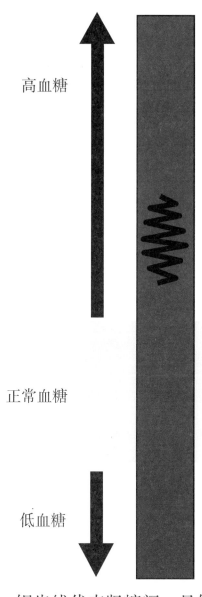

糖尿病昏迷

高血糖

肾糖阈

7.8 mmol/L（140 mg/dl）

6.1 mmol/L（110 mg/dl）

正常血糖

3.3 mmol/L（60 mg/dl）

低血糖

低血糖昏迷

注：锯齿线代表肾糖阈，具体内容请参见第 11 页"自我监测"。

图 3　血糖浓度示意图

4. 常见的糖尿病分型

糖尿病可分四个类型：1型糖尿病、2型糖尿病、其他特殊类型糖尿病和妊娠期糖尿病。其中，1型糖尿病和2型糖尿病为常见类型。

（1）1型糖尿病

1型糖尿病多发生于青少年，患者一般体型较瘦。因为此型患者体内胰岛素绝对缺乏，确诊后，必须立即使用胰岛素治疗。1型糖尿病较少见，约占糖尿病患者总数的5%。当然，成年人也可能患1型糖尿病。

（2）2型糖尿病

2型糖尿病多发生于中老年人，患者一般体型肥胖。近年来，越来越多肥胖的年轻人患此类型的糖尿病。在患病初期，患者体内还可以自行分泌胰岛素。肥胖的患者一般通过减肥就可以逐渐使血糖得到改善，而不需要胰岛素治疗。随着患病时间的延长，胰岛功能逐渐衰退，患者常常不得不陆续开始接受药物治疗或胰岛素治疗。目前，中国大约有1/3的2型糖尿病患者使用胰岛素治疗，2/3的患者采用生活方式调整、口服降糖药来控制血糖。

1型糖尿病和2型糖尿病的比较见表1。

表1　1型糖尿病与2型糖尿病的比较

	1型糖尿病	2型糖尿病
发病年龄	大多低于40岁	大多超过40岁
体型	大多较瘦	大多肥胖
原因	胰岛细胞被破坏	胰岛素作用减弱 胰岛功能逐渐衰竭
诱因	病毒感染	肥胖，运动太少
治疗	胰岛素	减肥、饮食控制、运动、 口服降糖药、胰岛素

5. 糖尿病的治疗目标

每一个糖尿病患者的情况都不一样，因此治疗目标也不一样。例如，对于一位 50 岁的糖尿病患者，必须将其血糖尽可能地控制在正常范围内，以避免发生严重的糖尿病并发症。而对于一位 75 岁的糖尿病患者，即使血糖维持在稍高水平，也不一定影响患者的寿命。但如果这位 75 岁的患者出现了高血糖带来的不适症状，如尿频、乏力等，其治疗目标应该侧重于缓解不适症状。

糖尿病患者，尤其是老年糖尿病患者，应积极参加糖尿病教育课程，并定期进行自我监测以便及时发现问题。患者可以跟医生讨论其血糖控制目标。

二、自我监测

大多数老年糖尿病患者通过监测餐后尿糖就可以知道血糖控制得是否合适。在肾糖阈正常时，血糖是否过高可以通过尿糖反映出来。监测尿糖时，应在餐前排一次尿，在餐后约两小时用尿糖试纸测定尿糖。餐后尿糖阴性，说明血糖也在合适的范围内。

对于年轻的糖尿病患者，治疗目标是预防并发症。为了预防并发症，必须将血糖控制在正常范围内。在这种情况下，则必须监测血糖。因为餐后尿糖为阴性，不代表血糖在正常范围内。

您可以跟医生讨论是否应该监测血糖，以及达到治疗目标后，每周测量几次较为合适。如果您出现不适症状，说明您的血糖显著升高，您应该测量血糖或者尿糖，带好糖尿病日记本寻求医生的帮助。

1. 肾糖阈

请看图4，其中棕色"豌豆"代表肾。通过肾的是一根血管。血液中的白色立方体代表血糖。从肾出来的黄色管路代表泌尿道。血管和泌尿道之间的开关代表肾糖阈。从图4中靠上的图片可以看出，血糖正常时，尿液里是没有糖的。现在请您对比图4中的上下两幅图片：当血糖升高至超过约 10mmol/L（180mg/dl）（肾糖阈）时，血管和泌尿道开关就会打开，尿液中就有糖了。

由于某些原因，有些人肾糖阈会升高或降低。肾糖阈升高时，血糖在更高的水平才有糖从尿中排出；肾糖阈降低时，血糖在较低的水平也有糖从尿中排出。同时测量几次血糖和尿糖，医生就可以大致判断您肾糖阈的水平。当您的肾糖阈升高时，您应该进行自我血糖监测。

血糖
大约
6.1mmol/L
（110mg/dl）

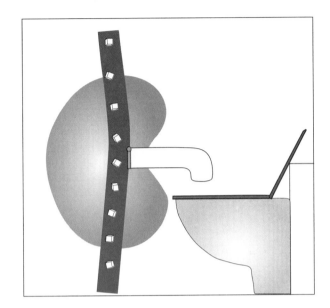

尿糖
阴性！

血糖
超过
10mmol/L
（180mg/dl）

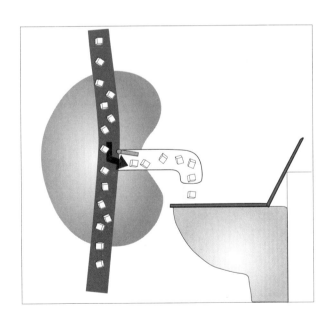

尿糖
阳性！

图 4　肾糖阈

2. 尿糖监测

尿糖试纸有很多种。您的医生会给您推荐合适的试纸。将一条试纸浸入尿液中并立即取出，沿盛尿容器边缘沥干，然后按照试纸包装上注明的时间等待。最后，将试纸上的颜色与包装上比色带的颜色进行比对。

如果试纸不变色，说明您的尿中没有糖，即尿糖阴性（ – ）。也就是说，您的血糖低于肾糖阈［约10mmol/L（180mg/dl）］。在这种情况下，每周测量两次早餐后2小时尿糖就可以了。如果试纸轻微变色，即尿糖阳性（ ± ~ + ），说明您的尿中有少量的糖。也就是说，您的血糖高于肾糖阈。您应该每天测量三餐后2小时尿糖。

如果试纸严重变色（ ++ 以上），说明您的尿中有大量的糖。也就是说，您的血糖非常高。由于血糖过高存在糖尿病昏迷的危险，因此，如果连续3天试纸都变色，即使您自己感觉良好，也应该立即去看医生。如果您生病了，尿液监测的频率应增加。此外，试纸是有保质期的，请注意包装上的有效期。

3. 血糖监测

空腹血糖通常反映的是糖尿病长期的控制情况。餐后测得的血糖在很大程度上取决于测量的时间点和吃的东西。您的医生会跟您一起讨论具体的血糖测量时间。

测量血糖之前请先洗手。如果您刚刚接触了糖，就更应该特别注意，要好好清洗双手，尤其是手指，否则测出来的结果可能偏高。采血时，针最好从指腹的侧面扎入，不要扎到指腹正中。这样可以很好地保护指腹中间的触觉。

各种血糖仪使用的试纸都有保质期，请注意试纸包装上的有效期。每年去医院调试一下您的血糖仪。将静脉抽血测得的血糖值与您血糖仪测得的血糖值进行对比。

4. 糖尿病日记

建议您养成记糖尿病日记的习惯，日记中应该包括体重、血糖和（或）尿糖结果、用药情况，以及特殊情况等（图5）。糖尿病日记可以帮助医生了解您的病情。

您应该每周至少测量一次体重并记录。注意记录一些特殊情况，如生病、生日聚会、旅游。此外，您还应该记录生病、身体不适或血糖升高时的不适感受。

您可以跟医生讨论您的用药。在日记本中记录您平时规律服用的所有药物的名称和剂量。每次去医院就诊时，请带着日记本。

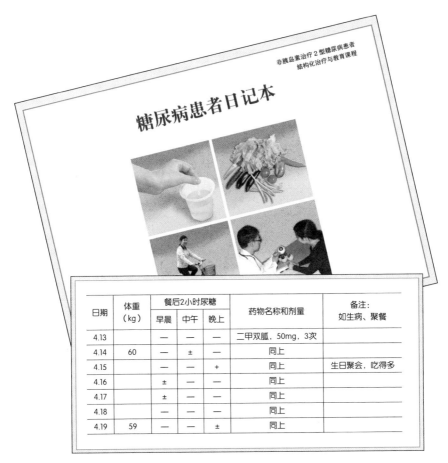

图 5　糖尿病日记本

三、胰岛素的作用

1. 血糖的来源

我们从食物中获取葡萄糖，因为身体需要葡萄糖作为能量，以维持正常的代谢。人体血液中的糖就是葡萄糖。葡萄糖在细胞中（如肌肉细胞）被利用，为身体正常的功能和活动提供能量。

除了矿物质、维生素和水分之外，食物中主要包含三大营养物质，分别为：

（1）碳水化合物（包括糖和淀粉）：如白糖、米饭、馒头、土豆（图6）。

（2）蛋白质：如瘦肉、鱼肉、豆腐。

（3）脂肪：如肥肉、植物油。

糖：
葡萄糖
果糖
蔗糖
麦芽糖
乳糖

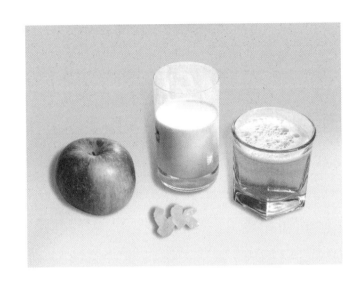

淀粉：
淀粉会
被分解
成葡萄
糖

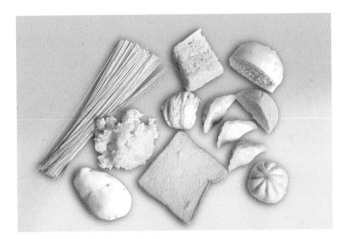

图6　碳水化合物

碳水化合物包括各种糖和淀粉。

图6中靠上的图片列举了各种糖类，靠下的图片列举了一些富含淀粉的食物。食物所含的淀粉会在肠道中被分解成葡萄糖。

2. 糖代谢

图 7 中的棕色部分代表胃肠道，"工厂"代表胰腺，"烟囱"冒烟代表胰腺在正常工作，也就是说正在生产胰岛素，深蓝色的钥匙就是胰岛素。

淀粉类食物，比如馒头或面包，在肠道内被分解成单个的葡萄糖（白色立方体）。葡萄糖从肠道进入血液中，血糖就升高了。人体各器官的细胞（如肌肉细胞、脂肪细胞）需要葡萄糖作为能量供应，以维持正常的代谢过程。葡萄糖通过血液循环到达这些器官，但是它不能随意自行进入细胞内，它需要一把"钥匙"先把门打开，这把"钥匙"就是胰岛素。

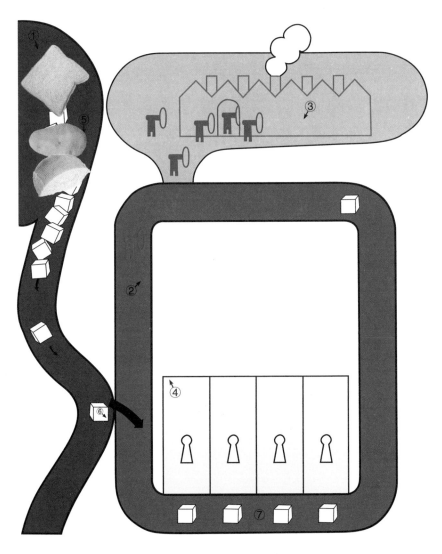

图 7　细胞需要糖

3. 胰岛素降低血糖

图 8 告诉我们胰岛素是怎样降低血糖的。胰岛素通过血液循环到达人体的各个器官，它像一把钥匙，可以打开细胞的门。胰岛素打开了细胞的门，葡萄糖就可以从血液进入到细胞内，这样血糖就降低了。

正常人的胰腺能够产生足够的胰岛素（钥匙）。您可以看到，图 8 中工厂的烟囱正在冒烟，也就是说，工厂能正常生产。正常人的血糖在胰岛素的作用下一直维持在正常范围内。

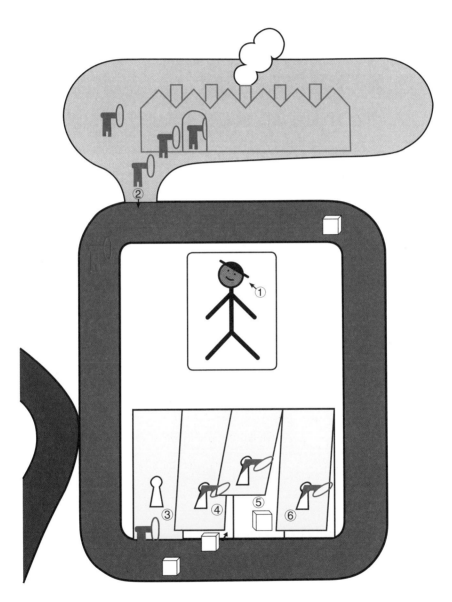

图 8　胰岛素降低血糖

四、减肥

1. 肥胖会干扰胰岛素的作用

从图9可以看出，2型糖尿病患者的胰腺受损，生产胰岛素的"车间"有一部分被破坏了，也就是说胰岛功能被破坏了，胰腺生产胰岛素的能力下降了。

当人体肥胖时，细胞上的"门锁"会发生变化，由原来的一个孔变成多个孔，一个细胞需要多把"钥匙"才能打开。也就是说，要将血糖降至正常范围，需要更多的胰岛素。

为了满足人体胰岛素需求的增加，胰岛素的产量必须增加。图9中的"工厂"有两个"烟囱"在冒烟，工厂在加倍生产。但是，因为有部分车间已经被破坏了、不能生产，生产的胰岛素仍然不够用。因此，很多葡萄糖仍停留在血液中，无法进入细胞，导致血糖升高。

那么对于肥胖的2型糖尿病患者，要想降低血糖，应该怎么办呢？请记住，减肥是最好的方法。

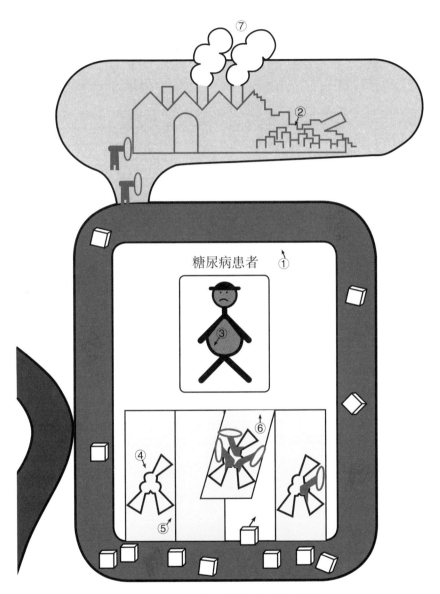

图9 肥胖会干扰胰岛素的作用

2. 减肥的作用

请注意，对于 2 型糖尿病患者，即使体重减轻后，生产胰岛素的工厂也还是有一部分车间已经受损、不能生产。但是通过减肥，细胞"门锁"的"钥匙孔"恢复了正常。这样每个"门锁"只需要一把"钥匙"，也就是说，降低血糖需要的胰岛素少了。从图 10 可以看出，患者减肥后，"工厂"的生产压力减小，"烟囱"又只有一个在冒烟了。

此外，您还可以看到，血液里的白色立方体减少了，糖含量降低了。因此，对于肥胖的 2 型糖尿病患者，最佳的治疗措施是：减肥。即使是减轻体重 3~4 千克，也可以有效地改善其血糖控制情况。减肥还有助于其他疾病的控制，高血压患者可以降低血压，高脂血症患者可以改善血脂水平。

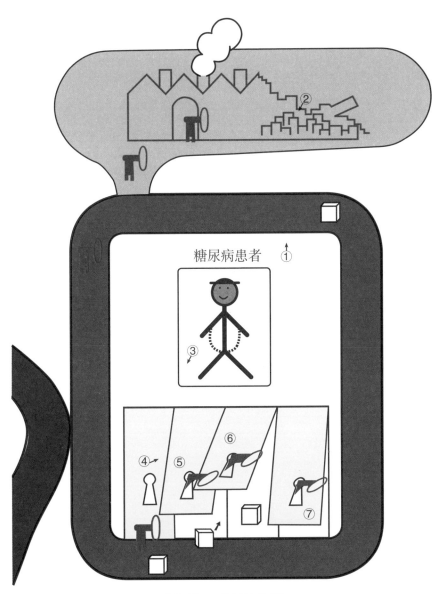

图 10　减肥的作用

3. 标准体重

您可以通过一些公式来计算您的体重，看看自已是正常的、偏瘦的，还是超重的？

例如：

体重指数（BMI）= 体重（千克）/ 身高 ^{2}（厘米 ^{2}）

这个公式比较复杂，多用于专业人员。有个更为简单的公式：

标准体重（千克）= 身高（厘米）–105。

您可以用这个公式来估计您的标准体重。举个例子：一名男性糖尿病患者的身高为 180 厘米，他的标准体重则为 180–105= 75 千克。

您不一定要减到标准体重，减轻体重几千克就足以改善您的血糖。您可以跟医生讨论，您需要减掉多少千克的体重。

4. 减肥和药物

如果您正服用某些特定的降糖药（参见口服降糖药），当您体重减轻后，您很有可能不必再服用了。因为减肥后，您自身产生的胰岛素就够用了，如果继续服用这些药物可能导致低血糖。英国的前瞻性糖尿病研究（UKPDS）指出，减肥 4 千克左右即可明显改善患者的血糖水平。

体重减轻后，您很有可能在很长一段时间内，不需要服用降糖药就能够很好地控制血糖水平。至于之后是否需要降糖或胰岛素治疗，需要根据您的病情变化作出判断。

减肥没有什么秘方，就是减少热量的摄入和增加能量的消耗。我们希望您能通过努力，改变饮食，适当运动，并长期坚持。

五、饮食指导

1. 食物的热量

食物热量的单位是千卡（kcal）或者千焦（kJ）。1千卡相当于4.2千焦。千卡即我们俗称的"大卡"。

各营养物质含有不同的热量（图11）：

（1）1克脂肪含有热量9千卡。

（2）1克蛋白质含有热量4千卡。

（3）1克碳水化合物含有热量4千卡。

（4）1克酒精含有热量7千卡。

（5）水不含热量。

如果您想要减肥，则应该把每天摄入的热量控制在1000千卡左右。如果您想要减肥，并且不服用促进胰岛素分泌的药物或注射胰岛素，那么您不需要精确计算饮食中碳水化合物的量，只需要关注饮食所含的热量。也就是说，您应该了解不同饮食所含热量的多少，学会明智地选择食物，减少热量摄入。

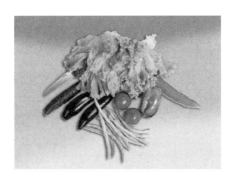

水：0千卡

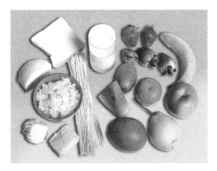

碳水化合物：4千卡

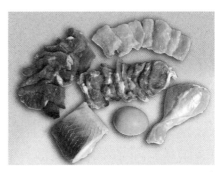

蛋白质：4千卡

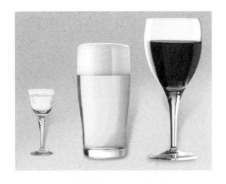

酒精：7千卡

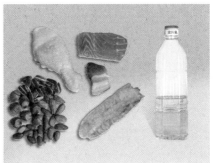

脂肪：9千卡

图11　1克不同类型食物所含的热量

2. 有利于减肥的食物

如图 12 所示，这些食物含水分多，几乎不含碳水化合物、蛋白质和脂肪这三大营养物质，几乎不含热量，非常有利于减肥。矿泉水和茶可以多喝，甜味剂饮料（如零度可口可乐、健怡可口可乐）也可以喝。几乎所有新鲜蔬菜（土豆、玉米和豆类除外）都可以多吃，如黄瓜、苦瓜、菜瓜、茄子、菜花、四季豆、豇豆、荷兰豆、芸豆、西兰花、水萝卜、白萝卜、青萝卜、胡萝卜、西红柿、紫甘蓝、口蘑、白菜、西葫芦、绿豆芽、芦笋、竹笋、韭黄、茭白、青椒、洋葱、大葱、各种绿叶菜等。

上述食物几乎不含热量，因此，在计算总热量时，上述食物可以忽略不计。我们建议您多食用新鲜蔬菜。

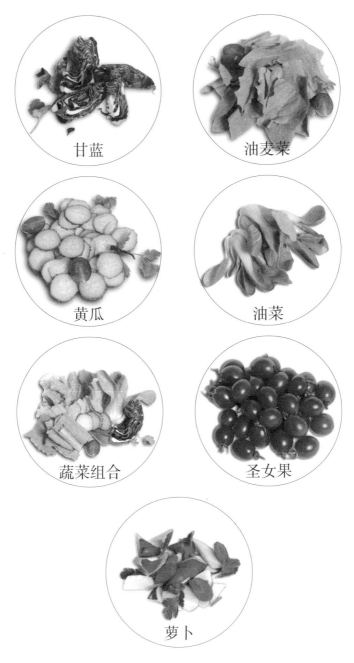

甘蓝 油麦菜 黄瓜 油菜 蔬菜组合 圣女果 萝卜

图 12 有利于减肥的食物

3. 可以适当吃的食物

（1）蛋白质含量丰富的食物

如图 13a 所示，这些是蛋白质含量丰富的食物。为了减肥，吃的量应为以前的一半。

这类食物包括。

① 瘦肉（脂肪含量不超过 20%）。

② 鸡蛋。

③ 所有鱼类、贝类和其他海产品（鳗鱼、三文鱼、烟熏鱼和鱼罐头除外）。

④ 脱脂豆腐、牛奶、乳酪、酸奶。

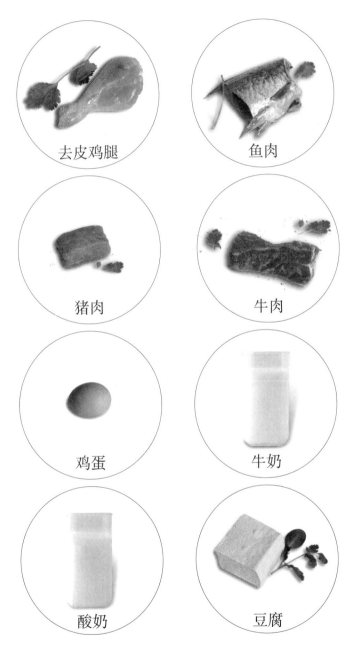

图 13a　可以适当吃的食物

（2）淀粉含量丰富的食物

如图 13b 所示，这些是淀粉含量丰富的食物。为了减肥，吃的量应为以前的一半。

这类食物包括：

① 米饭、馒头、面条、面包、燕麦片等。

② 土豆、甜玉米、豆类。

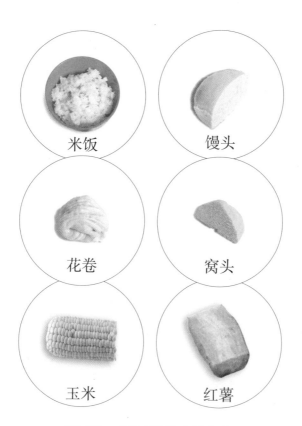

图 13b 可以适当吃的食物

（3）水果

如图 13c 所示，为了减肥，吃水果的量应为以前的一半。

这类食物包括所有新鲜水果，不包括果脯。

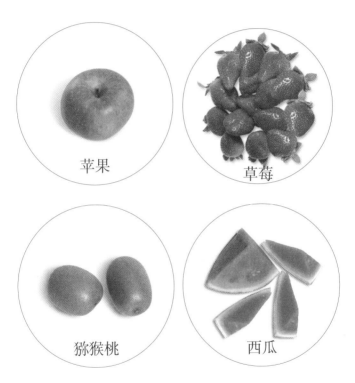

苹果　　　　草莓

猕猴桃　　　　西瓜

图 13c　可以适当吃的食物

4. 不利于减肥的食物

（1）脂肪含量丰富的食物

如图 14a 所示，这些是脂肪含量丰富的食物，为了减肥最好不要吃。

这类食物包括：

① 肥肉及其肉类产品（脂肪含量超过 20%）。

② 富含脂肪的鱼类：鳗鱼、三文鱼、烟熏鱼、鱼罐头。

③ 油、黄油、人造黄油、蛋黄酱、蛋黄。

④ 奶油、高脂奶酪（脂肪含量超过干重 30%）。

⑤ 坚果。

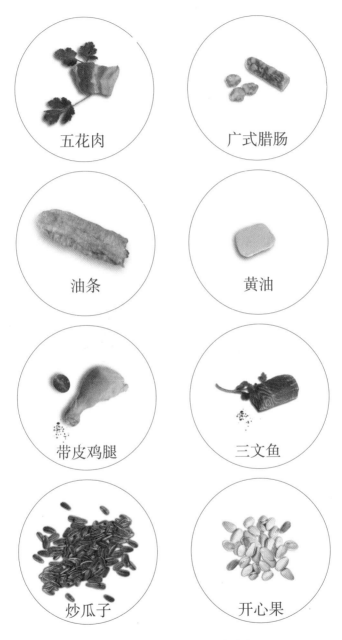

图 14a　不利于减肥的食物

（2）高糖食物

如图 14b 所示，这些是糖含量非常高的食物，为了减肥最好不吃。

这类食物包括：

① 各种形式的葡萄糖和蔗糖，含蔗糖的饮料。

② 蛋糕、巧克力、糖果。

③ 果酱、蜂蜜、牛轧糖、果脯。

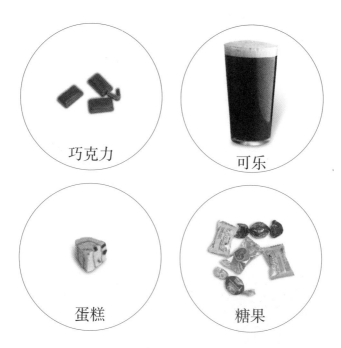

图 14b　不利于减肥的食物

（3）含酒精的饮料。

如图 14c 所示，如果您想减肥，最好不饮酒以及含酒精的饮料。可以适当饮用不含酒精的啤酒和低度啤酒，但饮用量不超过以前的一半。

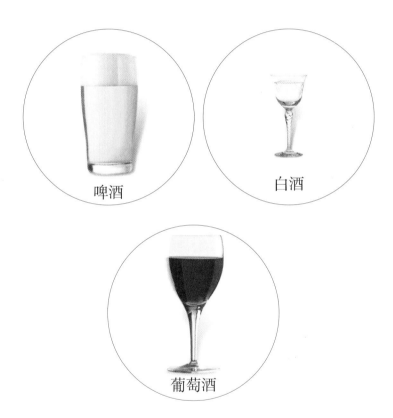

啤酒

白酒

葡萄酒

图 14c　不利于减肥的食物

5. 减肥饮食小结

（1）含水分多、有利于减肥的食物，如新鲜蔬菜，您应该多吃。

（2）有利于减肥的饮料，如矿泉水、茶和蔬菜汁，您可以多喝；甜味剂饮料（零度可口可乐、健怡可口可乐）您也可以喝。

（3）可以适当吃的食物，如富含蛋白质的瘦肉、奶制品，富含淀粉的食物和蔬菜，您应该吃以前量的一半。

（4）可以适当喝的酒，如不含酒精的啤酒和低度啤酒，您应该喝以前量的一半。

（5）不利于减肥的食物，如富含脂肪的食物及含糖食品，您最好不吃。

（6）不利于减肥的饮料，如酒精饮料及含糖饮料，您最好不喝。

减肥的黄金法则见图 15。

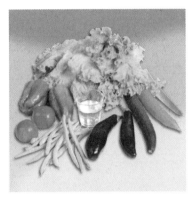
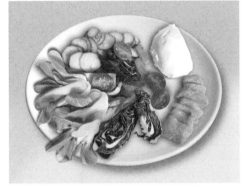

水不会使人发胖

新鲜蔬菜为主，
主食、肉类作为补充

警惕

脂肪、糖和酒精

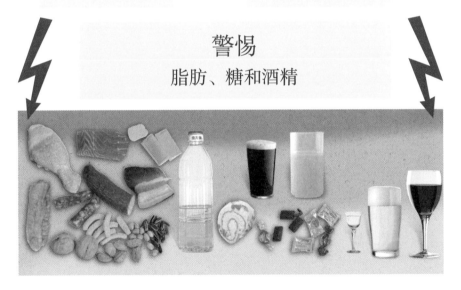

图 15　减肥的黄金法则

6. 减少热量摄入的方法举例

见表 2。

表 2　减少热量摄入的方法举例

食物	热量		食物	热量
新食谱		取代	旧食谱	
早餐				
半个馒头	100千卡		1根油条	250千卡
1个鸡蛋	100千卡	取代	1个鸡蛋	100千卡
1杯牛奶	100千卡		1杯牛奶	100千卡
1小碟凉拌黄瓜	0千卡		1小碟凉拌黄瓜	0千卡
合计	300千卡		合计	450千卡

减少热量150千卡

午餐

食物	热量		食物	热量
1个馒头	200千卡		2个馒头	400千卡
瘦猪肉（70克）	100千卡		五花肉（60克）	150千卡
芹菜	0千卡	取代	土豆（100克）	75千卡
西兰花	0千卡		西兰花	0千卡
植物油（20克）	200千卡		植物油（20克）	200千卡
合计	500千卡		合计	825千卡

减少热量325千卡

零食

食物	热量	食物	热量
半个苹果	50千卡	橙汁（200毫升）	100千卡

减少热量 50 千卡

晚餐

食物	热量		食物	热量
1小碗米饭	100千卡		1个馒头	200千卡
去皮鸡肉（45克）	50千卡		鸡翅（75克）	100千卡
大白菜	0千卡	取代	大白菜	0千卡
胡萝卜	0千卡			
植物油（10克）	100千卡		植物油（10克）	100千卡
绿茶	0千卡		啤酒（330毫升）	105千卡
合计	250千卡		合计	505千卡

减少热量255千卡

一天总计	1100千卡	一天总计	1880千卡

一天摄入的热量减少了780千卡

7. 减少热量摄入的小窍门

（1）饮料

喝没有酒精的啤酒或者低度啤酒，替代普通啤酒。

（2）烹饪方法

① 低脂油煎，替代油炸。

② 蒸或煮，替代低脂油煎。

（3）调料

① 酸奶沙拉酱（酸奶、醋、柠檬汁、胡椒、香料），替代油和普通沙拉酱。

② 低热量的果酱(添加甜味剂)，替代一般的果酱。

③ 低热量的软饮料（添加甜味剂），替代一般的软饮料。

8. 热量为 100 千卡的食物、酒及饮料

见图 16、表 3 至表 10。

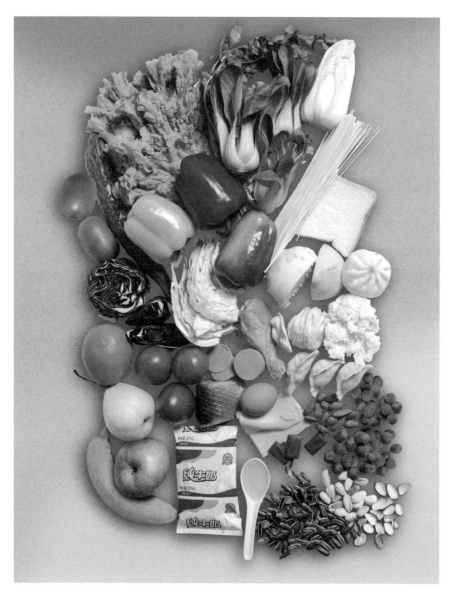

图 16　热量为 100 千卡的食物

注：图中食物实际大上请参考食物卡片。

（1）主食

表3 热量为100千卡的主食

名称	重量（克）
花卷	50（熟重）（半个）
馒头	50（熟重）（半个）
蒸米饭	70（熟重）（1小碗）
稻米	30（生重）
挂面	30（生重）
粉条	30（生重）
烙饼	40（熟重）
发糕	55（熟重）（半个）
窝头	50（熟重）（半个）
无糖烧饼	35（熟重）（半个）
小笼包（猪肉白菜）	75（熟重）（1个）
饺子（猪肉白菜）	60（熟重）（3个）
油条	25（熟重）
玉米饼	40（熟重）
蒸红薯	100（熟重）（一小块）
煮玉米	205（熟重）
全麦面包	50（熟重）
切片面包	40（熟重）（1片）
法式长棍面包	40（熟重）
麦当劳的汉堡包	40（熟重）

（2）鱼、禽、肉、蛋

表4　热量为100千卡的鱼、禽、肉、蛋

名称	重量（克）
鱼（草鱼、鲢鱼、鲤鱼、黄花鱼等）	100（生重）
河鳗	55（生重）
鲑鱼（三文鱼）	70（生重）
河虾	135（生重）
对虾	175（生重）
河蟹	230（生重）
海蟹	190（生重）
鸡	90（均值生重）
鸡腿（带皮）	80（生重）
鸡腿（去皮）	120（生重）
鸡胸脯肉	75（生重）
鸡翅	75（生重）
鸭	60（均值生重）
牛肉（瘦）	95（生重）
羊肉（瘦）	95（生重）
猪肉（瘦）	70（生重）
猪肝	80（生重）
猪肉（硬五花）	40（生重）
猪肉（软五花）	35（生重）
猪大排	55（生重）
腊肉	20（生重）
火腿肠	50
广式腊肠	20
哈尔滨红肠	55
鸡蛋	80（生重）
鸭蛋	65（生重）
咸鸭蛋	60（生重）
鹌鹑蛋	70（生重）

（3）豆、奶类

表5 热量为100千卡的奶类

名称	容量（毫升）
豆浆	715
豆奶（豆乳）	330
牛奶	200
羊奶	200
酸奶	150

（4）水果

表6 热量为100千卡的水果

名称	重量（克）
菠萝（去皮）	245
草莓	345
橙子	280（1个）
火龙果	300（1个）
柑橘（均值）	255
梨（均值）	240（1个）
芒果	480
苹果（均值）	240（1个）
葡萄（均值）	265
圣女果	500
桃	230（1个）
李子	290
西瓜	690
猕猴桃	215
香蕉	180
鲜枣	90
杏	290
荔枝	190
哈密瓜	415

（5）零食

表 7　热量为 100 千卡的零食

名称	重量（克）
糖果	25
饼干	25
蛋糕	30
果脯	30
坚果仁（生花生仁、炒瓜子仁、杏仁、开心果仁、干核桃仁、腰果）	15
炒瓜子	30
炒花生	25
炒榛子	80
炒松子	50
核桃（干）	35
山楂片	30
炸薯片	20
巧克力	15
枣（干）	35

（6）酒及饮料

表 8　热量为 100 千卡的酒及饮料

名称	容量（毫升）
白酒（低度）	50
橙汁	200
啤酒	310
葡萄酒	130
可乐	200

（7）油

表9　热量为 100 千卡的油

名称	重量（克）
油	10
奶油	10
黄油	15
奶酪（干酪）	30

（8）其他

表10　热量为 100 千卡的其他食物

名称	重量（克）
北豆腐	100
南豆腐	175
内酯豆腐	200
豆腐干（均值）	70
土豆	140（生重）
土豆（去皮）	130（生重）
莲藕	155（生重）
芋头	145（生重）
山药	210（生重）
口蘑（白蘑，北京）	40
蜂蜜	30
食用糖	25

　　注意鱼肉类的重量按可食部位计，禽肉类的重量包括骨头，水果的重量除非特别说明均包括果皮和果核，坚果的重量除非特别说明均包括果壳。为了方便估计，食物的重量和容量均四舍五入取整。

9. 甜味剂和糖替代品

见图 17。

（1）甜味剂

如果您想要吃甜食，可以用甜味剂替代。甜味剂既不含有碳水化合物，也不产生热量。常见的甜味剂有糖精、甜蜜素、阿斯巴甜和安赛蜜等。

（2）糖替代品

山梨糖醇、异麦芽酮糖醇是常见的糖替代品。糖替代品常用于专为糖尿病患者提供的无糖食品中。由于糖替代品所含热量与普通家用白糖几乎相同，如果您想减肥，食用糖替代品并不合适，您最好选择那些低热量的食品。另外，有些含有糖替代品的产品可引起胃肠胀气和腹泻。请注意，无糖食品只是不含糖，食品本身的热量不能忽略。

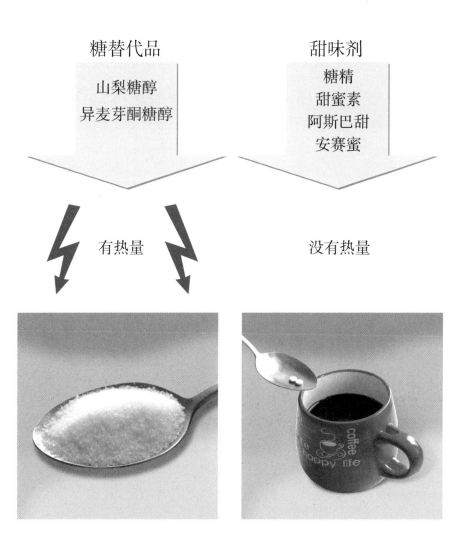

图 17　糖替代品和甜味剂

六、低血糖

血糖低于正常水平称为低血糖。图18列举了发生低血糖时可能出现的症状或表现。这些低血糖的表现，不一定每个患者、每次低血糖时都会出现。如果您不确定自己是否出现了低血糖，您可以测量一下血糖。

如果低血糖没有得到及时、正确的处理，大脑获得的糖不足，就会出现头晕，甚至昏迷。您不需要害怕低血糖，如果及时发现并正确处理，低血糖对您的影响可降到最低。如果您只单纯通过饮食控制治疗糖尿病，则一般不会发生低血糖。

低血糖时，

会感觉：

①紧张；

②站不稳、头晕；

③心烦、焦虑。

会有：

①头痛；

②腿软；

③出汗；

④饥饿感；

⑤心悸。

会变得：

①注意力不集中；

②面色苍白；

③容易发怒。

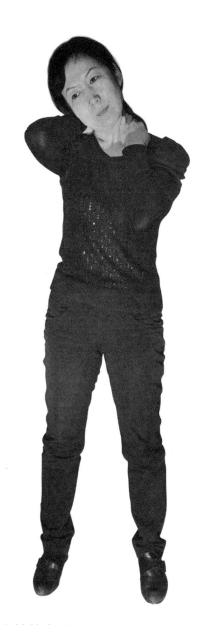

图 18　低血糖的表现

1. 低血糖的原因

当您服用某些特定的降糖药（磺脲类、格列奈类降糖药，见"口服降糖药"内容）或者注射胰岛素时，就有可能出现低血糖（图19）。一旦出现低血糖，要找到低血糖的可能原因。所有可以降低血糖的因素，都可能是低血糖的原因：

（1）降糖药过量。

（2）进食碳水化合物太少或太晚。

（3）剧烈运动，但没有采取正确的预防低血糖的措施。

（4）大量饮酒。

如果您正在服用可能导致低血糖的降糖药，且排除了上述所有低血糖的原因，那么您必须减少降糖药的剂量。请立即告诉您的医生，他会跟您探讨如何调整治疗方案。

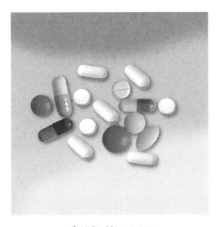

降糖药过量

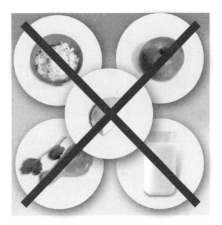

进食太少或太晚

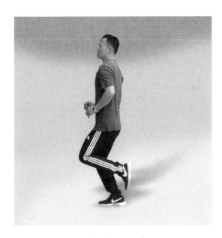

剧烈运动

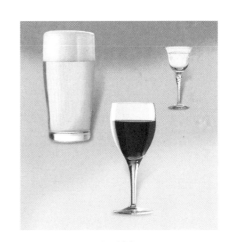

酒精

图 19　低血糖发生的原因

2. 低血糖的处理

一旦您出现了低血糖症状，必须立即处理，不要寄希望于血糖会自己回升。低血糖的时候，请您立刻采用下面 3 种方法中的一种：

（1）饮用一杯果汁（约 200ml），果汁含有大量葡萄糖（图 20）。

（2）饮用一杯可口可乐（约 200ml）。可乐对低血糖也有帮助，但不是那些使用了甜味剂的可乐（如零度可口可乐、健怡可口可乐）。

（3）吃 2~3 块糖或 4~5 块饼干。糖块或饼干需要在胃肠道消化吸收入血才能使血糖升高，因此，升血糖的速度要比含糖饮料慢（图 20）。

如果您在夜间出现低血糖，除了果汁或者糖块之外，您应该再吃点富含碳水化合物的食物，如半个馒头，以防止夜间再次出现低血糖。如果您正在服用可能导致低血糖的降糖药，您必须随身携带糖果或饼干。

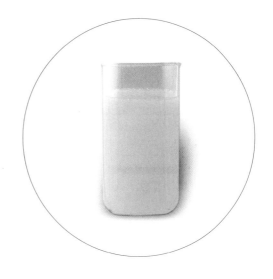

果汁或其他含糖饮料

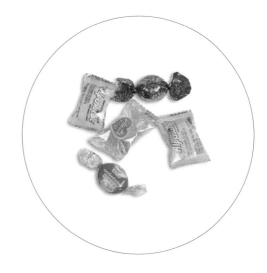

糖块

图 20　低血糖的处理

七、运动

我们的先辈，无论是在工作还是家庭中，通常要从事较重的体力活动。随着科学技术的发展、社会的进步，人们的体力活动减少、运动减少，有久坐习惯的人越来越多，体型也比过去肥胖，患2型糖尿病的人也越来越多。

定期进行身体活动和运动是预防超重的有效方法，也是预防和治疗糖尿病的关键措施（图21）。

运动可以减肥是因为运动使您的能量消耗增加。相比于安静状态，运动时，肌肉细胞消耗了更多血液中的葡萄糖，从而使血糖降低。运动还可以增强胰岛素的作用，使葡萄糖可以更容易地进入肌肉细胞。

至关重要的是，您应该选择一种可以给您带来快乐的运动方式。只有当您由此获得快乐时，您才能长期坚持运动。而对于降血糖的效果，没有哪一种运动方式是最好的。

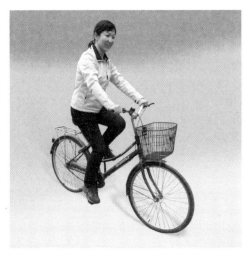

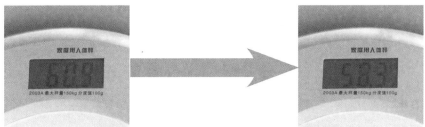

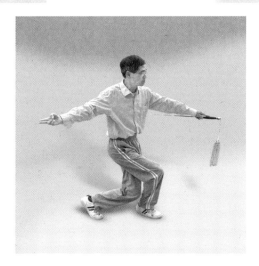

图 21　运动

无论您处于哪个年龄段，都应当逐渐增加运动量。若您患有心血管疾病，则应视情况而定，严重时有必要暂停运动，尽量减少劳累。

在您决定要进行体育锻炼之前，请务必跟您的医生讨论。请注意，运动要循序渐进，重要的不是运动强度有多大，而是应该选择有兴趣、可以长期坚持的运动。您也可以跟其他人结伴一起运动，会更加有趣。与跳舞、做健身操一样，一些日常家务（如擦地、购物）也有助于降低血糖。在生活中，您可以做的还有少开车、少坐电梯、坐公交车时提早一站下车等。

如果身体允许，您应该每周至少运动 150 分钟，如每周运动 5 天，每次 30 分钟。餐后 1 小时运动最佳，运动强度以微微出汗为宜。

八、口服降糖药

2 型糖尿病患者通过积极控制血糖水平是否可以预防糖尿病并发症？

英国的前瞻性糖尿病研究（UKPDS）调查了超过 4000 名年轻的 2 型糖尿病患者，对他们进行了 15 年的随访。研究结果显示，良好的血糖控制可以减少糖尿病引起的眼睛、肾和神经等器官和组织的并发症。

所有肥胖的糖尿病患者均应减肥。平均减重 3.7 千克可有效改善血糖水平。减肥应是肥胖的 2 型糖尿病患者的第一项治疗措施。

美国糖尿病学会（ADA）和欧洲糖尿病研究学会（EASD）联合发布的《2015 年 2 型糖尿病管理指南》也强调了控制血糖水平的重要性。有很多药物可以降低血糖，接下来介绍这些药物。

1. 二甲双胍

二甲双胍可以增强胰岛素的作用，使组织细胞可以更好地利用血液中的葡萄糖，从而降低血糖。二甲双胍还可在肝起作用，使肝释放入血液中的葡萄糖减少。

二甲双胍在 1922 年就已经被发现，第一个关于"应用二甲双胍治疗 2 型糖尿病"的研究发表于 1957 年。

二甲双胍很安全，不会导致低血糖。

英国的前瞻性糖尿病研究（UKPDS）指出，二甲双胍特别适用于肥胖的 2 型糖尿病患者。二甲双胍可以减少糖尿病并发症的发生，降低糖尿病患者的死亡率。

山羊豆（Galega officinalis）中含有二甲双胍前体。二甲双胍是当今世界上在 2 型糖尿病患者中使用最广泛的药物。

使用二甲双胍的优点是不会使体重增加，相反，二甲双胍通常有降低体重的作用。如果减肥和运动不能改善 2 型糖尿病病情，那么二甲双胍是首选降糖药物。

在合并肝病、肾病或其他器官或组织病变时，二甲双胍的使用受到限制。二甲双胍最严重的不良反应是乳酸酸中毒，但是如果注意使用中的禁忌，一般不会发生。

有一个意外惊喜是，研究发现接受二甲双胍治疗的糖尿病患者发生某些癌症的风险降低了，癌症死亡率也非常低。但是这些发现还有待更加深入的研究，二甲双胍降低癌症发病风险的机制也还不清楚。目前，国内外的专家正在对此领域进行大量研究。

2. 磺脲类和格列奈类

人的胰腺可以分泌胰岛素，磺脲类和格列奈类降糖药可以促进胰岛素的分泌。但是，它们只有在胰腺仍有一定功能、自身还可以分泌胰岛素时才有效。英国的前瞻性糖尿病研究（UKPDS）发现，格列苯脲（磺脲类）可以帮助患者很好地控制血糖，并且可以减少糖尿病并发症的发生。

磺脲类降糖药（如格列苯脲）不仅在进餐后、血糖升高时会促进胰岛素释放，在两餐之间、血糖不高时也会促进胰岛素释放。因此，磺脲类降糖药可能引起低血糖。但是，磺脲类药物的降糖作用会随着使用时间的延长减弱，每年这类药物对大约10%的患者失效。研究还发现，服用格列苯脲的糖尿病患者体重明显增加。近期德国的一项研究指出，服用格列苯脲但接受了糖尿病教育的患者，体重没有明显增加。

格列奈类降糖药（如瑞格列奈、那格列奈）的起效非常快，服药后必须立即进餐，否则会有发生低血糖的危险。

3. 格列酮类（噻唑烷二酮类）

格列酮类药物通过增强胰岛素的作用来降低血糖。我国常用的有罗格列酮和吡格列酮。

有研究显示，服用吡格列酮可使患者体重增加，部分患者体重增加多达 4 千克。服用格列酮类药物治疗期间，骨折和心力衰竭的风险增加。骨折原因很可能是：格列酮类药物可抑制骨形成。因此，有心力衰竭、骨质疏松或骨折病史的患者禁用本类药物。

4. α- 葡萄糖苷酶抑制剂

碳水化合物在肠道中经酶裂解、消化，成为葡萄糖单体提供热量，α- 葡萄糖苷酶抑制剂（如阿卡波糖、米格列醇）可抑制这种酶的作用，干扰碳水化合物在肠道的消化。这样一来，碳水化合物不能被完全消化成葡萄糖单体，葡萄糖由肠道进入血液的速度也变慢。但是，未消化的糖类在肠道细菌的作用下发酵腐烂，可引起腹胀和腹泻。

英国前瞻性糖尿病研究（UKPDS）发现，阿卡波糖降低血糖的作用相对较弱，治疗常因不良反应而中断。我国学者的临床研究发现，每天服用300mg阿卡波糖的降糖疗效与每天服用1500mg二甲双胍的疗效相当。为了减少不良反应，可从小剂量开始，与第一口主食一起咀嚼服用。

5. 二肽基肽酶4（DPP4）抑制剂

当人吃完饭后，肠道会释放一种神经递质，叫做胰高血糖素样肽-1（GLP-1）。GLP-1可增加胰岛素的释放，并减慢胃排空的速度、降低食欲，还能抑制胰高血糖素的分泌（胰高血糖素可使人体的血糖升高）。

GLP-1在血液中很快被分解，这是因为血液中有一种酶可以分解GLP-1，这种酶叫做二肽基肽酶4（DPP4）。近年来新研制出的一类新药，可以抑制这种酶。使用这类药物，可以使人体分泌的GLP-1不再那么快地被分解，能够更长时间地发挥其降糖作用。这类药物被命名为DPP4抑制剂。

DPP4抑制剂的优点在于：可以口服，不需要注射。经批准可用于临床的这类药物有：西格列汀、维格列汀、沙格列汀和利拉利汀。利拉利汀有一个优点：对于肾衰竭患者也适用。

DPP4 抑制剂不会引起低血糖，不能降低体重，也不会使体重增加。最常见的不良反应是恶心。部分研究人员指出，DPP4 抑制剂可能会增加罹患胰腺炎的风险。DPP4 抑制剂的长期效果还在研究中。

6. 联合用药

不同类别的口服降糖药可单独使用，也可联合起来使用。联合用药的优点是：由于每种药物的剂量减少，药物的不良反应更少。

7. 新进展

很多大型制药公司都在探索新的方式，试图开发新型降糖药以帮助糖尿病患者控制血糖。

由于 2 型糖尿病的真正患病原因仍不明确，所以研究者们正在尝试完全不同的途径来降低血糖。

那些延缓糖尿病进程的药物是未来探索的方向。

九、胰岛素治疗

2型糖尿病是一种进展性疾病。尽管您注意饮食、增加运动、接受口服降糖药治疗，但随着时间的推移，胰腺的功能还是会逐渐衰退，胰岛素会逐渐枯竭。在您建立了良好的生活方式的基础上，口服降糖药仍无法控制您的血糖时，您应该开始胰岛素治疗。

对于较年轻的糖尿病患者，血糖应该控制在正常水平或接近正常，也就是空腹血糖要控制在4.4~7.0mmol/L，餐后要小于10.0mmol/L。应用口服降糖药治疗时如果血糖控制不佳，则必须注射胰岛素以防止并发症的发生。

年龄较大的糖尿病患者，血糖控制目标则可适当放宽。只要患者自我感觉舒适，即使血糖水平稍高，也可以不注射胰岛素。但当其出现排尿增加、口渴等症状，容易发生感染或觉得疲惫时，即使高龄，也有必要进行胰岛素治疗。

在进行胰岛素治疗时，要根据您的碳水化合物摄入量来调整您胰岛素的剂量。胰岛素治疗有各种不同的方式。如果您有必要进行胰岛素治疗，您应该与您的医生一起讨论，寻找最适合您的治疗方案。

十、糖尿病微血管并发症

长期高血糖，可能使您的微小血管和神经受损，出现相应的并发症（图 22）。

糖尿病引起的微小血管的循环障碍叫做糖尿病微血管病变，常累及眼睛和肾。

（1）由糖尿病造成的眼睛损伤称为糖尿病视网膜病变。血管损伤的程度可以由眼科医生通过检查眼底进行评估。

（2）由糖尿病造成的肾损伤称为糖尿病肾病。蛋白排泄增加、高血压加重、血液中的肌酐增加都是肾损伤的征兆。

（3）糖尿病引起的神经损害称为糖尿病神经病变。患者足部的痛觉和温度觉会减弱。

1. 糖尿病性视网膜病变

糖尿病引起的眼睛损伤，对您的影响很大。如果血糖长时间升高，视网膜可能发生循环障碍和出血。糖尿病引起的早期视网膜病变可能不会引起明显的不适症状。但是，随着病情进展，血糖持续升高，可导致视力受损，严重时还可能导致失明。

您应该每年去眼科检查一次视网膜，以便及时发现眼底的改变。如果您已经存在眼睛损伤，检查要更频繁。一些血管损伤可以用激光很好地进行治疗，从而阻止视力的进一步恶化。

糖尿病患者的眼睛往往会出现晶状体的浑浊（白内障）。刚开始时会觉得看到的东西都发光。对于老年人来说，头痛和视力障碍的常见原因为青光眼（眼内压增高）。您可以咨询眼科医生。

眼睛：
糖尿病视网膜病变

肾：
糖尿病肾病

足部：
糖尿病神经病变

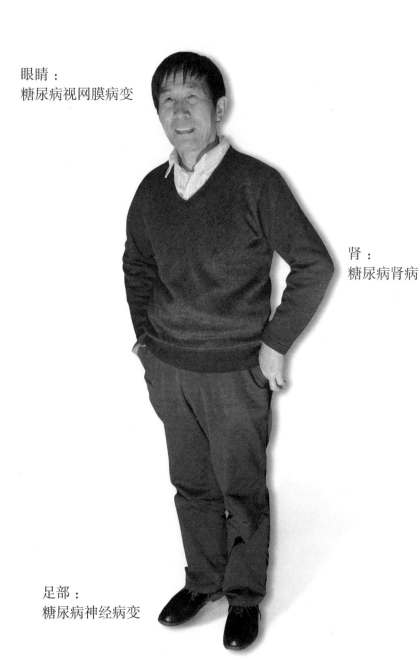

图 22　糖尿病的微血管并发症

2.糖尿病肾病

糖尿病导致的肾损伤称为糖尿病性肾病。典型的糖尿病肾病的出现是由于长期高血糖所致，因此，预防肾损伤最好的措施就是控制糖尿病。

尿液中蛋白排泄增加（微量白蛋白尿）是肾损伤的早期征兆。但对于老年人来说，尿液中出现微量白蛋白尿，并不意味肾损伤一定是由糖尿病引起的。您可以跟医生讨论，是否有其他可能的原因。损伤持续相当长一段时间以后，才会出现血清肌酐升高。血清肌酐是医生可以在血液中检测到的一个指标，其增加说明肾的功能受到损伤，不足以承担正常的工作。

如果您患有糖尿病肾病，请谨慎行 X 线造影检查，因为常用的造影剂为高渗性，在肾内浓度增高，会引起或加重肾损伤而发生急性肾衰竭。

发生肾损伤时，您的血压可能会升高，甚至发展为高血压。积极治疗高血压和糖尿病，可以预防进一步损伤肾。

3. 糖尿病性周围神经病变

糖尿病还可以使周围神经受损，导致双足痛觉和温度觉减弱。糖尿病患者出现神经受损时，双足存在双重危险：

（1）痛觉减弱，足部受伤了，不能及时感觉到；温度觉减弱，足部容易烫伤、冻伤。

（2）血液循环障碍，已经发生的损伤不容易愈合。

您的医生通过检查可以确定，您是否存在糖尿病神经病变：

（1）用医学音叉可以检查足部振动觉。

（2）用尼龙长丝（单丝）可以检查足部触压感。

如果已经出现足部病变，那么请您注意接下来介绍的足部护理。

十一、足部护理

1. 双足无异常时的护理

（1）您可以使用指甲剪修剪脚趾甲。对于皮肤的严重角质化，可用图23所示的磨老茧的锉刀，也可用磨脚石。

（2）为了及时发现损伤，您或您的家人应该每天检查一下您的双足。您可以如图23所示，用镜子来查看足底。

（3）您应该每天清洁双足，最好用温度计或请家人帮忙检查水温。清洗后，应该彻底擦干双足，特别是趾间。如果皮肤有干燥、干裂等情况，您可以使用含有尿素的乳膏或纯脂肪乳。由于有出现足癣的风险，注意不要在趾间涂抹软膏。

（4）如果您感觉双足冰凉，可以穿着袜子睡觉或者做足部保健操（足部保健操将在后面的章节介绍）。

（5）此外，有些商店出售适合严重糖尿病神经病变患者的特殊的鞋子。这种鞋子鞋底柔软，里面没有任何磨脚的接缝。

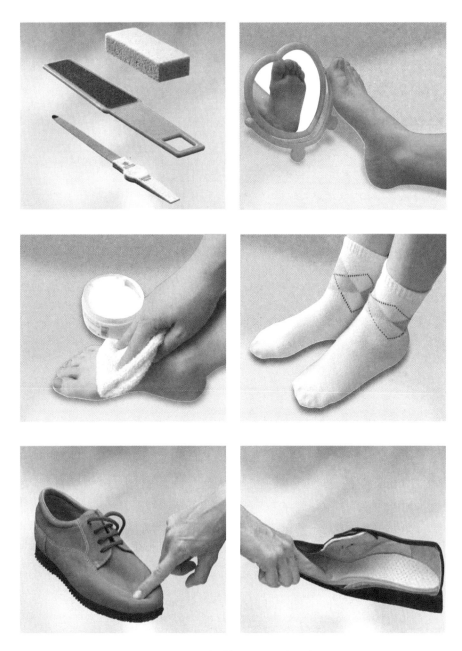

图 23　足部护理：请这样做

2. 出现周围神经病变时双足的护理

当出现糖尿病性周围神经病变时（见图 24）：

（1）不应用剪刀、去老茧的锉刀或其他可以切削的尖锐工具修剪短趾甲，也不应该去除过度角质化的皮肤。

（2）不应赤脚走路，因为可能会被地板上尖锐的物体刺伤，而您感觉不到，导致危险。

（3）在没有确定水温之前，请不要将足部放进水中，因为您的温度觉迟钝，感觉不到过冷或过热。

（4）如果双足冰凉，请注意不可以使用热水袋、加热垫或电热毯等。因为您的温度觉迟钝，即使烫伤了也不能及时感觉到。

（5）此外，最好不要穿硬的、窄的、尖的鞋子。这种鞋容易使您的脚受伤，严重者可能导致溃疡。在您穿鞋之前，请一定要检查鞋里有无异物，有无突出的线头、褶皱或者不平整的地方，因为这些异物可能使您的足部受伤，但您感觉不到。

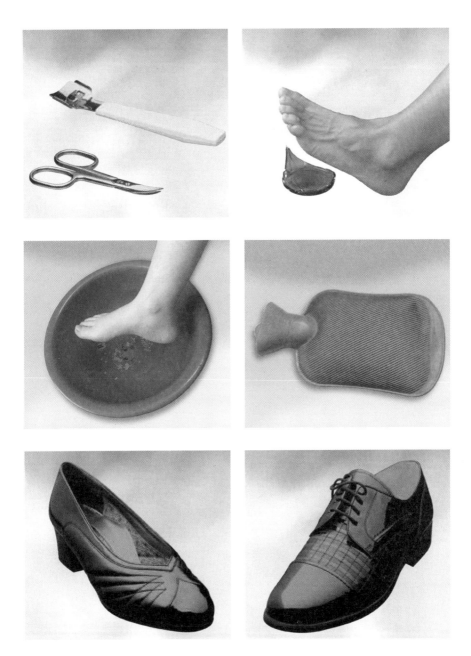

图 24　有神经损伤时，请不要这样做！

3. 足部受伤时的护理

当您的足部受伤时，即使是很小的伤口，也不要犹豫，要立即去看医生。因为当您有糖尿病神经病变时，足部很小的伤口也可能产生很严重的后果，有的患者因此导致截肢（图25）。请注意：

（1）您一定不要等待足部伤口自行愈合，因为每晚一天都可能会有危险。

（2）如果足部伤口愈合不良，则该足不能负重，要卧床休息。

（3）当然也不是完全不能下地活动。有专家设计了一种特殊的鞋子，可以让足部溃疡的区域完全没有压力。

（4）通过专业、及时的治疗，由糖尿病神经病变导致的足部溃疡是可以治愈的。但在实际生活中，有的患者因为治疗不及时而不得不接受截肢。

4. 足部保健操

见图26。

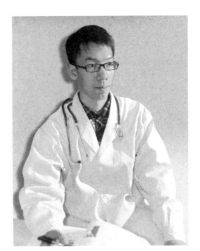

足部有伤口的时候要去
看医生！

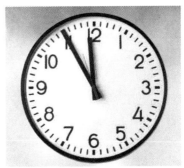

每晚一天都可能会有危
险！

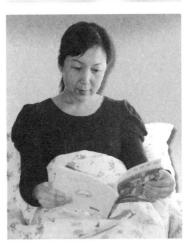

足部有愈合不良的伤口：
不要负重，要卧床休息

图 25　足部受伤时

初始位置：

请您挺直腰坐在椅子上
（后背不要靠在椅背上）。

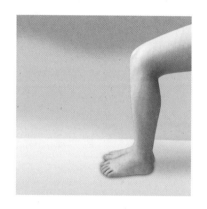

练习1（5个8拍）

①双脚的脚趾抓地（第
1~2拍），

②再伸展（第3~4拍）。

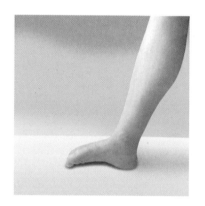

练习2（10个8拍）

①左脚抬高前脚掌，脚跟
保持在地面上（第1拍）。

②前脚掌着地（第2拍）。

③脚跟提起（第3拍）。

④脚跟放下（第4拍）。

⑤右脚重复上述动作（第
5~8拍）。

⑥左右脚交替。

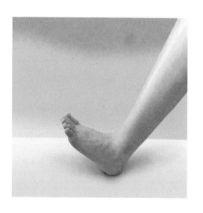

图26　足部保健操

练习 3 (5 个 8 拍)

①双前脚掌抬高（第 1 拍）。
②双脚向外侧旋转（第 2 拍）。
③双脚置于地面（第 3 拍）。
④并在中间靠拢（第 4 拍）。

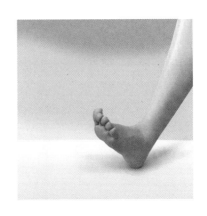

练习 4 (5 个 8 拍)

①双脚跟抬高（第 1 拍）。
②双脚跟向外旋转（第 2 拍）。
③双脚跟放下（第 3 拍）。
④并在中间靠拢（第 4 拍）。

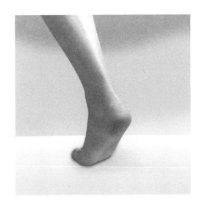

练习 5 (10 个 8 拍)

①抬高左腿膝盖（第 1 拍）。
②左腿伸展（第 2 拍）。
③左脚伸展（第 3 拍）。
④左脚再放下（第 4 拍）。
⑤右腿重复上述动作（第 5~8 拍）。
⑥左右腿交替。

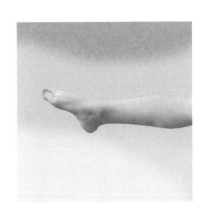

图 26　足部保健操

练习6（10个8拍）

①左腿在地板上伸展（第1拍）。

②拉伸的腿抬高（第2拍）。

③脚尖指向鼻子的方向（第3拍）。

④脚跟放在地板上（第4拍）。

⑤右腿重复上述动作（第5~8拍）。

⑥左右腿／脚交替。

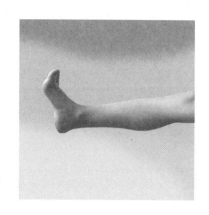

练习7（5个8拍）

跟练习6一样，这次双腿同时进行。

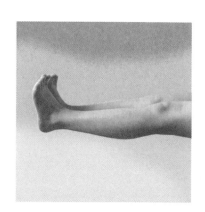

练习8（5个8拍）

①双腿在空中伸展（预备）。

②绷直左脚,向前勾右脚（第1~2拍）。

③向前勾左脚,绷直右脚（第3~4拍）。

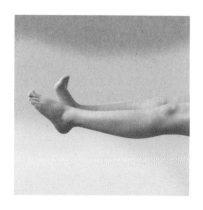

图26 足部保健操

练习 9（10 个 8 拍）

①左腿拉伸、抬高（预备）。
②向右旋转脚踝，用脚在空
　中写"0"（第 1~4 拍）。
③向左旋转脚踝，用脚在空
　中写"0"（第 5~8 拍）。
④左右交替 5 个 8 拍。
⑤右腿重复上述动作。

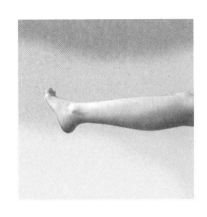

练习 10

赤脚把一张报纸或 A4 纸
揉成一个紧密的球。然后
再展开铺平并撕裂。

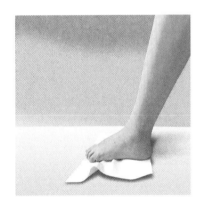

清理：

用脚把碎片放到第二张报纸或 A4 纸上。

用双脚把纸包到一起成一个球。

图 26　足部保健操

十二、2型糖尿病与高血压

1. 高血压

心脏通过每分钟 60～100 次的收缩和舒张，将血液泵入血管。您可以通过触摸脉搏感觉到（比如在手腕的内侧）心脏的泵送功能。心肌收缩时在动脉内形成高压（收缩压）；心肌舒张时，形成低压（舒张压）。正常血压应该低于 140/90mmHg。如果多次在同一时间段，测量的血压均高于 140/90 mmHg，说明您患有高血压。

高血压在没有肾损伤的2型糖尿病患者中也常见。这种类型的高血压称为原发性高血压。如果患高血压多年但未进行治疗，心脏和动脉则会逐渐病变，有出现心力衰竭、心肌梗死、脑卒中（中风）、血管闭塞和肾衰竭等的风险。

因此，必须积极治疗高血压。

2. 关于 2 型糖尿病和高血压的研究

英国的前瞻性糖尿病研究（UKPDS）将 1000 多名 2 型糖尿病和高血压的患者分成两组，两组患者均进行降压治疗。第一组患者通过强化治疗，要求将血压降到 150/85mmHg 以下；第二组患者只要求降到 180/105mmHg 以下。9 年后，对比两组患者，第一组患者的平均血压为 144/82mmHg，第二组为 152/87mmHg。

在这 9 年中，专家们观察了这两组患者疾病的发生情况，尤其关注了心肌梗死和脑卒中（中风）的发生和糖尿病并发症的进展。

这项研究的结果在 1998 年发表，研究结果显示，高血压的治疗效果超过了预期。在第一组患者中，平均血压降至 144/82mmHg 的患者，其他疾病的发生率也有了显著变化：

（1）脑卒中（中风）减少了 11%。

（2）心力衰竭减少了 56%。

（3）视力恶化减少了 47%。

（4）糖尿病视网膜病变的恶化减少了 34%。

（5）糖尿病引发的死亡减少了 32%。

这些结果说明，识别并积极治疗 2 型糖尿病患者的高血压是至关重要的。

另一方面，2 型糖尿病患者的血压也不可降得过低。研究表明，患者的血压不可降至 120/80mmHg 以下，尤其是合并冠状动脉粥样硬化性心脏病（冠心病）时。

3. 高血压的治疗

糖尿病患者高血压的治疗与普通人群高血压的治疗相同。作为 2 型糖尿病患者，如果您同时患高血压，应该学习如何自己测量血压。有很多时候，血压偏高时可能不需要药物进行治疗。如肥胖患者，通过减肥、戒酒、少盐饮食，就可以很好地控制血压。这种方法与药物治疗不同的是，完全没有不良反应。

如果改变生活方式不能使血压降至正常范围，则应使用降压药物。由于高血压患者发生脑卒中（中风）和心力衰竭的风险较高，因此，重度高血压患者应该立即使用药物治疗。

十三、2型糖尿病和心肌梗死

2型糖尿病患者发生心肌梗死的风险显著增加。高血压、高脂血症、吸烟和缺乏运动是发生心肌梗死的危险因素。

如何降低心肌梗死发作的风险？降低血压、戒烟、多运动是非常好的方式。最新的研究结果显示，已经有过一次心肌梗死的2型糖尿病患者，如果规律服用治疗冠心病的药物，尽可能地控制好血糖水平，那么死于再次心肌梗死发作的概率明显减少。

血脂（低密度脂蛋白胆固醇、总胆固醇）升高也会增加患者发生心血管疾病的风险。如果您的血糖控制不佳，您应该先控制好血糖水平，因为通过良好的血糖控制，血脂水平也会有所改善。

使用他汀类药物，可以显著降低心血管疾病的发病率。他汀类药物可以显著降低血脂水平，还可以降低血脂正常的2型糖尿病患者心血管疾病的发病率。

十四、糖尿病相关检查

1. 外周血管病变

许多上了年纪的糖尿病患者会有外周血管病变，尤其是腿部。步行很短的一段距离就会出现小腿疼痛。这时，必须站立休息一段时间才能继续前进（因此称为间歇性跛行）。行走、散步会很痛苦、很困难。

您的医生可以通过检查足部脉搏来评估您的外周血管状况。腿部大血管（动脉）变窄或者阻塞（动脉硬化）时，将不能触摸到足部脉搏。用多普勒超声检查可以仔细地检查您的外周血管状况。在某些特殊情况下，血管手术可能有效。

请注意，如果您存在外周血管病变，则一定要戒烟。因为吸烟会增加动脉硬化的风险。

脑部的血管病变可能导致脑卒中（中风）。2型糖尿病患者与普通人群相比，脑卒中的发生率更高。为了防止发生脑卒中，及时发现和很好地治疗高血压是非常重要的。

2. 糖化血红蛋白（HbA1c）

糖化血红蛋白可以用来衡量医生与您共同努力、控制血糖的效果。糖化血红蛋白是一项血液检查，可以用来判断您在过去的2~3个月中血糖的控制情况。

血红蛋白是存在于血液中红细胞中的一种蛋白质，过去也叫血色素，使血液呈红色。通过测定糖化血红蛋白可以确定血液中有多少血红蛋白结合了葡萄糖。血糖水平越高，血红蛋白结合的葡萄糖就越多。以前糖化血红蛋白的值只用百分数表示。最近，有一个国际标准，其中糖化血红蛋白为精确数值。但是我国目前仍然使用百分数来表示。

在非糖尿病患者中，糖化血红蛋白低于6.5%（48mmol/mol）。请询问医生您糖化血红蛋白的测量结果，并将结果记录到您的糖尿病日记本中。

您和您的医生确定了您的治疗目标，糖化血红蛋白可以帮助医生判断您的治疗目标有没有实现。

3. 身体检查

（1）体重：您应该定期在家或在附近的医院测量体重。

（2）糖化血红蛋白（HbA1c）：您应该大约 3 个月检查一次。

（3）血压：每次去医院看病时，都应该测量血压，以便能及时发现和治疗高血压。

（4）记录检查结果：您所有的检查结果，包括体重、糖化血红蛋白（HbA1c）、血压和血脂等，均应记录到糖尿病日记本中（图 27）。

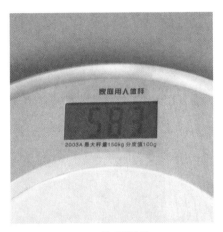

体重测量

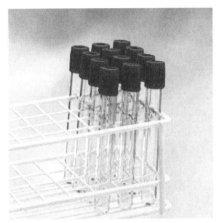

检测糖化血红蛋白（HbA$_{1c}$）

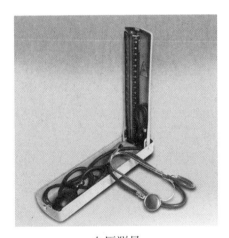

血压测量

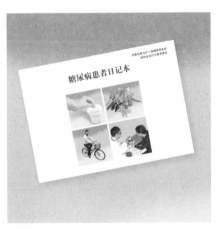

记录检查结果

图 27　身体检查

4. 并发症的检查

（1）眼底检查

您应该每年去眼科做一次眼底检查。请注意，应用散瞳滴眼液后，您看到的范围是受限的，在这段时间内请您不要自己开车或骑车。如果您已经有糖尿病视网膜病变，您必须增加去眼科检查的频率。

（2）肾检查

检查尿里的蛋白质，如有需要，再补充血液检查。请注意：当您患有糖尿病肾病时，注射造影剂进行 X 线检查对肾是有损伤的。

（3）神经检查

您应该每年用如图 28 所示仪器进行一次足部检查。

（4）血管检查

进行足部脉搏的检查，以判断血液循环情况。如有必要，应该进行多普勒超声检查。

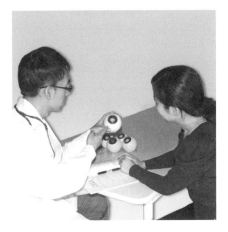

眼睛检查

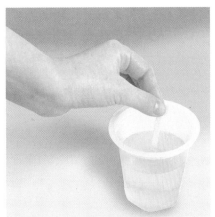

尿蛋白检查

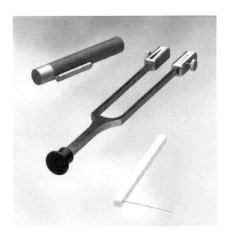

神经检查

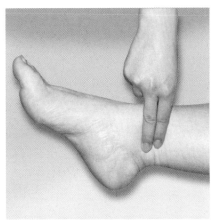

血液循环检查

图 28　并发症的检查

十五、住院注意事项

如果您必须住院接受治疗，请一定要让医务人员知道您患有糖尿病。在入院时就给您的主治医生看您的糖尿病日记本，并告诉他您目前的糖尿病治疗情况。请给您的主治医生看您治疗糖尿病的药物，以便您的后续治疗。

如果您正在使用的药物可能引起低血糖，即使您在医院，也一定要随身携带糖块或饼干，尤其是当您需要进行 X 线检查而等待时间较长时。如果您有困难，请向内科医生最好是糖尿病专科医生请教。

如果您发现您的糖尿病没有被充分地考虑到，请您找资深的医生讨论。

十六、2 型糖尿病会遗传吗

2 型糖尿病是可以遗传的。在一些家庭中，几乎所有人超过 50 岁就患有糖尿病。

2 型糖尿病是目前最常见的慢性病之一。不过，遗传并不是全部原因。在以前，经济没那么发达的时候，几乎没有 2 型糖尿病，因为人们体型较瘦，身体活动多。因此，控制体重、多运动是目前预防 2 型糖尿病的唯一方法。美国西南部的皮马印第安人糖尿病的发病率达 50%，为世界之最。

然而，1 型糖尿病的遗传可能性要小于 2 型糖尿病。如果父母一方被诊断为 1 型糖尿病，遗传的可能性小于 5%。

附录 1：葡萄糖换算表

mg/dl	mmol/L	mg/dl	mmol/L	mg/dl	mmol/L
18	1.0	138	7.7	258	14.3
24	1.3	144	8.0	264	14.7
30	1.7	150	8.3	270	15.0
36	2.0	156	8.7	276	15.3
42	2.3	162	9.0	282	15.7
48	2.7	168	9.3	288	16.0
54	3.0	174	9.7	294	16.3
60	3.3	180	10.0	300	16.7
66	3.7	186	10.3	306	17.0
72	4.0	192	10.7	312	17.3
78	4.3	198	11.0	318	17.7
84	4.7	204	11.3	324	18.0
90	5.0	210	11.7	330	18.3
96	5.3	216	12.0	336	18.7
102	5.7	222	12.3	342	19.0
108	6.0	228	12.7	348	19.3
114	6.3	234	13.0	354	19.7
120	6.7	240	13.3	360	20.0
126	7.0	246	13.7	366	20.3
132	7.3	252	14.0	372	20.7

注：mg/dl= 毫克 / 分升，mmol/L= 毫摩尔 / 升

患者档案

患者 : _____   年龄 : _____   HbA1c / 检查日期 : _____ / _____ 年 ___ 月 ___ 日

	1（日期 : _____）	2（日期 : _____）	3（日期 : _____）	4（日期 : _____）
体重				
血压				
血糖				
摄入总热量 1				
摄入总热量 2				
运动方式				
运动时间 × 频率				

备注 :　　　　　备注 :　　　　　备注 :　　　　　备注 :

糖尿病知识调查问卷

姓名_____   日期_____   教育前□   教育后□

1. 正常人血液中有糖吗？

   A. 有   B. 没有   C. 不清楚

2. 下面哪个空腹血糖值在正常范围内？

   A. 11.1 mmol/L   B. 10.0 mmol/L   C. 5.6 mmol/L

   D. 2.8 mmol/L   E. 不清楚

3. 高血糖的典型症状有哪些？

   A. 腹泻   B. 伤口愈合不良   C. 口渴

   D. 风湿性关节痛   E. 不清楚

4. 糖尿病有哪些部位的并发症？

   A. 眼   B. 肝   C. 肾   D. 肺

   E. 足   F. 神经   G. 不清楚

5. 足部护理时不能用下列哪些工具？

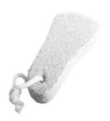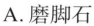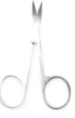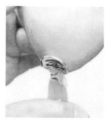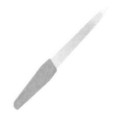

A. 磨脚石   B. 剪刀   C. 去死皮刀   D. 指甲锉

E. 不清楚

6. 正常人尿中有糖吗?

    A. 有　　　　B. 没有　　　　C. 不清楚

7. 张女士,患 2 型糖尿病 5 年了,现正采用二甲双胍和格列齐特治疗。一天,她服药后,因胃口不好,没有吃早餐。这样做,她会不会有发生低血糖的风险?

    A. 有　　　　B. 没有　　　　C. 不清楚

8. 如果您要减肥,下列哪种饮品可以随便喝?

    A. 橙汁　　　B. 酒精饮品（如红酒）

    C. 全脂牛奶　　　　D. 矿泉水　　　　E. 不清楚

9. 您应该在什么时候测尿糖?

    A. 饭前约 2 小时　　B. 饭后 15 分钟

    C. 饭后 2 小时　　　D. 不清楚

10. 如果您要减肥,下列哪种食物您可以随便吃?

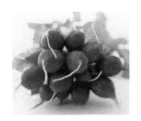　　　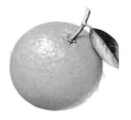　　　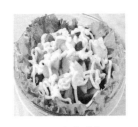

    A. 水萝卜　　　　B. 橙子　　　　C. 沙拉　　　　D. 不清楚

得分＿＿＿＿＿＿＿＿＿＿

注:答对一题给 1 分,未答和答错不给分

课后复习题 1

1. 高血糖引起的不适症状主要有：

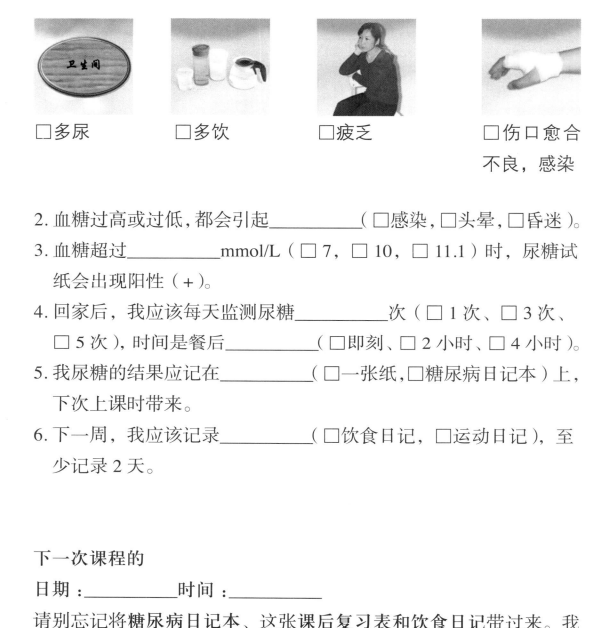

□ 多尿　　　　□ 多饮　　　　□ 疲乏　　　　□ 伤口愈合不良，感染

2. 血糖过高或过低，都会引起_____（□ 感染，□ 头晕，□ 昏迷）。

3. 血糖超过_____mmol/L（□ 7，□ 10，□ 11.1）时，尿糖试纸会出现阳性（+）。

4. 回家后，我应该每天监测尿糖_____次（□ 1 次、□ 3 次、□ 5 次），时间是餐后_____（□ 即刻、□ 2 小时、□ 4 小时）。

5. 我尿糖的结果应记在_____（□ 一张纸，□ 糖尿病日记本）上，下次上课时带来。

6. 下一周，我应该记录_____（□ 饮食日记，□ 运动日记），至少记录 2 天。

下一次课程的

日期：_____时间：_____

请别忘记将**糖尿病日记本**、这张课后复习表和饮食日记带过来。我们会一起讨论。

饮食日记

请对您的日常饮食进行记录，以帮助您自觉采用健康的饮食方式。请尽量记录当天吃的所有食物，包括零食。

举例：

日期	4 月 20 日			
时间	您吃了或喝了什么?		在哪里?	特殊情况（如运动、生病、聚会等）
	食物	饮料	地点	
7:00	小米粥 25g	酸奶 200ml	家	
	鸡蛋 1 个			
	肉馅饺子 3 个			
10 :00		茶 200ml		
11:30	米饭 100g	菠菜汤 200ml		
	芹菜 100g			
	猪肉 50g			
	豆干 100g			
	油 10g			散步 1 小时
15 :00	苹果 200g	水 200ml		
18 :00	烙饼 1 个			
	绿豆粥 25g			
	油 10g			
	酱牛肉 50g			散步 1 小时
20 :00	西红柿 100g			

饮食日记

请对您的日常饮食进行记录，以帮助您自觉采用健康的饮食方式。请尽量记录当天吃的所有食物，包括零食。

日期				
时间	您吃或喝了什么?		在哪里?	特殊情况(如运动、生病、聚会等)
	食物	饮料	地点	

饮食日记

请对您的日常饮食进行记录，以帮助您自觉采用健康的饮食方式。请尽量记录当天吃的所有食物，包括零食。

日期				
时间	您吃或喝了什么？		在哪里？	特殊情况（如运动、生病、聚会等）
	食物	饮料	地点	

课后复习题 2

1. 我为什么要减肥？

   □我的体重超重   □肥胖会干扰胰岛素的作用

   □减肥能降糖、降压、降血脂、降体重

2. 近 1 个月，我的体重目标是：_____千克

3. 下列食物富含的物质为（请连线）：

蛋白质   水   糖类（碳水化合物）   酒精   脂肪

4. 下一周，我应该减少热量摄入。具体计划是：

   □主食减少一半或 1/3   □不吃含糖多的食物，如蛋糕

   □不吃油大的食物，如油条   □多吃新鲜蔬菜

   □水果不多吃，吃以前量的一半

5. 回家后，我应该继续监测_____（□尿糖   □血糖），监测时间为餐后 2 小时。

6. 我尿糖的结果应记在_____（□一张纸   □糖尿病日记本）上，下次上课时带来。

下一次课程的

日期：_____时间：_____

请别忘记将糖尿病日记本和这张课后复习表带过来。我们会一起讨论。

课后复习题 3

1. 下一周，我应该减少热量摄入。具体计划是：

□主食减少一半或 1/3　　　　□不吃含糖多的食物，如蛋糕

□不吃油大的食物，如油条　　□多吃新鲜蔬菜

□水果不多吃，吃以前量的一半

2. 运动非常重要，我可以采取的运动方式有

□散步　□快走　□打太极拳　□足部保健操　□其他

3. 如果我有神经病变，我不应该：

□不能用尖锐
的物品

□不能光脚走路

□不能用脚试
水温

□不能用热水袋

□不能穿尖头的、窄的鞋

4. 回家后，我仍应继续监测＿＿＿＿（□尿糖　□血糖）。

5. 我尿糖的结果应记在（□一张纸　□糖尿病日记本）上，下次上课时带来。

6. 回家后，我应该练习（□足部保健，□眼部保健）操，可参考《我该如何治疗糖尿病》。

下一次课程的

日期：＿＿＿＿＿＿＿＿　　时间：＿＿＿＿＿＿＿＿

请别忘记将**糖尿病日记本**和这张**课后复习**表带过来。我们会一起讨论。

课后复习题 4

1. 为了减肥，我应该减少热量摄入。具体计划是：
   □主食减少一半或 1/3　　　□不吃含糖多的食物，如蛋糕
   □不吃油大的食物，如油条　　　□多吃新鲜蔬菜
   □水果不多吃，吃以前量的一半

2. 运动非常重要，我可以采取的运动方式有
   □散步　□快走　□打太极拳　□足部保健操　□其他_____

3. 下列检查，我应该多久做一次（请连线）：
   □眼底检查　　　□尿蛋白检查　　　□足部神经检查

   每次看病时　　　3 个月　　　1 年

   □血液循环检查　　　□血压　　　□糖化血红蛋白（HbA1c）

4. 糖尿病合并高血压患者应将血压控制在（□ 140/80、□ 150/100）以下。

5. 回家后，我仍应继续监测（□尿糖　□血糖）。

6. 我尿糖的结果应记在（□一张纸　□糖尿病日记本）上，并在看病时给医生看。

下一次随访的

日期：_____　　时间：_____

请别忘记将**糖尿病日记本**带过来。

日期	体重 (kg)	糖化血 红蛋白 (HbA1c)	血压 (mmHg)	总胆 固醇 (mmol/L)	高密度 脂蛋白 (mmol/L)	低密度 脂蛋白 (mmol/L)	甘油 三酯 (mmol/L)
5.20	68	7.8	130/80	4.92	1.10	2.83	3.07

日期	体重（kg）	餐后2小时尿糖			药物名称和剂量	备注：如生病、聚餐
		早晨	中午	晚上		

日期	体重（kg）	餐后2小时尿糖			药物名称和剂量	备注：如生病、聚餐
		早晨	中午	晚上		

日期	体重（kg）	餐后2小时尿糖			药物名称和剂量	备注：如生病、聚餐
		早晨	中午	晚上		

日期	体重（kg）	餐后2小时尿糖			药物名称和剂量	备注：如生病、聚餐
		早晨	中午	晚上		

日期	体重（kg）	餐后2小时尿糖			药物名称和剂量	备注：如生病、聚餐
		早晨	中午	晚上		

日期	体重（kg）	餐后2小时尿糖			药物名称和剂量	备注：如生病、聚餐
		早晨	中午	晚上		

日期	体重（kg）	餐后2小时尿糖			药物名称和剂量	备注：如生病、聚餐
		早晨	中午	晚上		

日期	体重 （kg）	餐后2小时尿糖			药物名称和剂量	备注： 如生病、聚餐
		早晨	中午	晚上		

日期	体重（kg）	餐后2小时尿糖			药物名称和剂量	备注：如生病、聚餐
		早晨	中午	晚上		

日期	体重（kg）	餐后2小时尿糖			药物名称和剂量	备注：如生病、聚餐
		早晨	中午	晚上		

日期	体重（kg）	餐后2小时尿糖			药物名称和剂量	备注：如生病、聚餐
		早晨	中午	晚上		

日期	体重（kg）	餐后2小时尿糖			药物名称和剂量	备注：如生病、聚餐
		早晨	中午	晚上		

日期	体重（kg）	餐后2小时尿糖			药物名称和剂量	备注：如生病、聚餐
		早晨	中午	晚上		

日期	体重（kg）	餐后2小时尿糖			药物名称和剂量	备注：如生病、聚餐
		早晨	中午	晚上		

日期	体重（kg）	餐后2小时尿糖			药物名称和剂量	备注：如生病、聚餐
		早晨	中午	晚上		

日期	体重（kg）	餐后2小时尿糖			药物名称和剂量	备注：如生病、聚餐
		早晨	中午	晚上		

日期	体重（kg）	餐后2小时尿糖			药物名称和剂量	备注：如生病、聚餐
		早晨	中午	晚上		

日期	体重 （kg）	餐后2小时尿糖			药物名称和剂量	备注： 如生病、聚餐
		早晨	中午	晚上		

日期	体重（kg）	餐后2小时尿糖			药物名称和剂量	备注：如生病、聚餐
		早晨	中午	晚上		

日期	体重（kg）	餐后2小时尿糖			药物名称和剂量	备注：如生病、聚餐
		早晨	中午	晚上		

日期	体重（kg）	餐后2小时尿糖			药物名称和剂量	备注：如生病、聚餐
		早晨	中午	晚上		

日期	体重（kg）	餐后2小时尿糖			药物名称和剂量	备注：如生病、聚餐
		早晨	中午	晚上		

日期	体重 （kg）	餐后2小时尿糖			药物名称和剂量	备注： 如生病、聚餐
		早晨	中午	晚上		

日期	体重（kg）	餐后2小时尿糖			药物名称和剂量	备注：如生病、聚餐
		早晨	中午	晚上		

日期	体重（kg）	餐后2小时尿糖			药物名称和剂量	备注：如生病、聚餐
		早晨	中午	晚上		

日期	体重 （kg）	餐后2小时尿糖			药物名称和剂量	备注： 如生病、聚餐
		早晨	中午	晚上		

日期	体重 （kg）	餐后2小时尿糖			药物名称和剂量	备注： 如生病、聚餐
		早晨	中午	晚上		

日期	体重（kg）	餐后2小时尿糖			药物名称和剂量	备注：如生病、聚餐
		早晨	中午	晚上		

日期	体重（kg）	餐后2小时尿糖			药物名称和剂量	备注：如生病、聚餐
		早晨	中午	晚上		

日期	体重（kg）	餐后2小时尿糖			药物名称和剂量	备注：如生病、聚餐
		早晨	中午	晚上		
5.20	68	-	±	+	二甲双胍，50mg，3次	生日聚会，吃得多

亲爱的患者：

定期的自我监测是您成功控制糖尿病的基础。

将您的监测值记录到此糖尿病日记本中，去医院看病时可以跟医生讨论您的血糖控制情况。

请不要忘记记录某些特殊情况（如生病时或运动后）。

姓名：＿＿＿＿＿＿＿

电话：＿＿＿＿＿＿＿